Mohd Zulkiflee Abu Bakar
Siti Nadzrah Yunus
Prepageran Narayanan

Aeroalergénios em duas regiões diferentes

Mohd Zulkiflee Abu Bakar
Siti Nadzrah Yunus
Prepageran Narayanan

Aeroalergénios em duas regiões diferentes

ScienciaScripts

Imprint

Any brand names and product names mentioned in this book are subject to trademark, brand or patent protection and are trademarks or registered trademarks of their respective holders. The use of brand names, product names, common names, trade names, product descriptions etc. even without a particular marking in this work is in no way to be construed to mean that such names may be regarded as unrestricted in respect of trademark and brand protection legislation and could thus be used by anyone.

Cover image: www.ingimage.com

This book is a translation from the original published under ISBN 978-3-659-84742-4.

Publisher:
Sciencia Scripts
is a trademark of
Dodo Books Indian Ocean Ltd. and OmniScriptum S.R.L publishing group

120 High Road, East Finchley, London, N2 9ED, United Kingdom
Str. Armeneasca 28/1, office 1, Chisinau MD-2012, Republic of Moldova, Europe
Printed at: see last page
ISBN: 978-620-3-25067-1

ÍNDICE DE CONTEÚDOS

Dedicação

Dedicamos este livro aos nossos pais e à nossa família, aos nossos professores, passados e presentes, e aos nossos colegas pelo seu apoio sem fim.

Prefácio

Este livro é um dos projectos de investigação de estudantes de medicina que passaram o seu estágio de eleição no Departamento de Otorrinolaringologia e Cirurgia de Cabeça e Pescoço da Universidade da Malásia, em Kuala Lumpur.

Espero que este livro seja útil para os investigadores interessados em alergologia e, especificamente, em relação ao teste cutâneo por picada. Agradeço quaisquer comentários construtivos e sugestões que possam melhorar a publicação.

Mohd Zulkiflee Abu Bakar (AB Zulkiflee)
Departamento de Otorrinolaringologia
Faculdade de Medicina
Universidade da Malásia,
Kuala Lumpur, Malásia

Reconhecimento

Agradeço os conselhos e a orientação dos meus supervisores, o Professor Dr. Prepageran Narayanan e o Professor Dr. Rajagopalan Raman, do Departamento de Otorrinolaringologia da Faculdade de Medicina da Universidade da Malásia, que me ajudaram a preparar este manuscrito com a sua valiosa paciência.

Os meus agradecimentos especiais são também extensivos ao Professor Datuk Dr. Mohd Amin Jalaludin, ao Professor Dr. Gopala Krishnan, ao Professor Associado Dr. Rahmat Omar, a todos os meus professores, colegas e a todo o pessoal de enfermagem da clínica de otorrinolaringologia pela sua cooperação e assistência amável. Um agradecimento especial à Dra. Siti Nadzrah Yunus, que esteve envolvida neste projeto desde o início da recolha de dados. Gostaria de expressar a minha maior gratidão ao Dr. A.M Lo Galbo e aos colegas da UMC Utrecht, nos Países Baixos.

Muito obrigado!

Resumo

Objectivos: O objetivo deste estudo foi, em primeiro lugar, determinar e caraterizar os alergénios comuns encontrados através do teste cutâneo por picada, tanto na Malásia como nos Países Baixos.

Desenho do estudo: Trata-se de um estudo descritivo transversal retrospetivo cujos dados foram recolhidos em dois hospitais diferentes.

Metodologia: A população do estudo incluiu pacientes com história de atopia e/ou com diagnóstico de qualquer forma de alergia, principalmente alergia nasal, que foram encaminhados para o teste cutâneo de puntura.

Resultados: Em 284 inquiridos, os asiáticos apresentaram uma percentagem significativamente mais elevada (p<0,001) de respostas positivas à maioria dos subgrupos de aeroalergénios, especialmente aos ácaros do pó da casa (82,4%), em comparação com os europeus (41,2%). Mais de metade (84,3%) da população asiática teve respostas positivas ao teste de um ou mais aeroalergénios e a prevalência mais elevada foi para o ácaro do pó da casa, 69% - 78% *(Dermatophagoides pteronyssinus, Dermatophagoides farinae* e *Blomia sp.)*, seguido do pelo de gato (40,6%) e *Alternaria sp.* (38,2%). Mesmo o subgrupo europeu tem uma maior prevalência de resposta positiva em relação ao subgrupo dos ácaros do pó da casa (24,7%) em comparação com os fungos e as epidermes, com 3,9% e 8,8%, respetivamente (p<0,001). No entanto, a prevalência do pólen de erva das Bermudas e do pólen de cereais (20,9%) na Europa foi mais ou menos a mesma que a do ácaro do pó da casa, 21% - 25% *(Dermatophagoides pteronyssinus* e *Dermatophagoides farinae)*. O aeroalergénio menos frequente, tanto na Ásia como na Europa, foi o pelo de cão (30,6% e 1,7%, respetivamente).

Conclusões: Os ácaros do pó da casa são os aeroalergénios mais comuns nas duas regiões diferentes.

Capítulo 1

Introdução

A alergia é uma reação de hipersensibilidade imunomediada que envolve o reconhecimento específico de um determinado alergénio e a produção de imunoglobulinas específicas, geralmente do isótipo E (IgE)[1]. Esta reação de hipersensibilidade é frequentemente descrita como reação alérgica de tipo 1. Uma reação alérgica deste tipo pode manifestar-se nos pulmões (asma alérgica), nos olhos e no nariz (conjuntivite e rinite alérgica), ou na pele (eczema atópico). Entre estas, a rinite alérgica é considerada a manifestação mais comum[2] ; além disso, os aeroalergénios são factores importantes que contribuem para causar os sintomas da rinite alérgica .[3]

Vários aeroalergénios provenientes de animais ou plantas desempenham um papel importante no desenvolvimento precoce da asma e da alergia[4] . A exposição a aeroalergénios aumenta o risco de sensibilização e o desenvolvimento de queixas respiratórias alérgicas[14] . Muitos estudos demonstraram que a distribuição e o padrão dos aeroalergénios são significativamente diferentes em diferentes países[6] e mesmo em diferentes partes de um país[7] . A geografia das plantas, o clima e a temperatura são responsáveis pelas variações[8] . Entre estes, o clima afecta muitos aspectos da alergia e da exposição a alergénios, incluindo o tipo e a frequência dos alergénios numa determinada localização geográfica, a exposição a alergénios de alimentos e insectos, a reatividade cruzada entre alergénios e a prevalência de doenças relacionadas com a alergia .[9-27]

A incidência da alergia está a aumentar em todo o mundo, com uma tendência crescente para a positividade dos testes cutâneos de punção[2] . Nas últimas décadas do século XX, verificou-se um aumento da prevalência de alergias, particularmente em crianças, não só nos Países Baixos mas também noutros países ocidentais .[28-30]

De acordo com o National Institute of Allergy and Infectious Diseases, cerca de 50 milhões de pessoas nos Estados Unidos sofrem de vários tipos de alergias[31] . Destes, 20,3 milhões sofrem de asma, uma doença pulmonar crónica, frequentemente desencadeada por alergias.

Estas condições alérgicas afectam todas as idades em todos os países, com sinais e sintomas e tipos de alergénios[2] que mudam de acordo com a idade do doente. Na Malásia, uma em cada três pessoas é alérgica a alguma coisa e prevê-se que afecte 50% dos malaios até ao ano 2020[32] . Cerca de 50% dos adolescentes de todo o mundo já sofriam de alergias das vias respiratórias, como a rinite alérgica[33] . Além disso, um estudo efectuado nos Países Baixos em 2002 também indicou que a prevalência de "alergia nasal" em adultos aumentou desde 1992[3] 4.

A alergia é uma das doenças comuns que têm uma grande influência na qualidade de vida[35-36] e que também contribui para o absentismo académico e profissional com um impacto significativo nas despesas de saúde[37-39] . Por conseguinte, é útil identificar os alergénios comuns que provocam reacções alérgicas, de modo a prevenir a exposição a esses alergénios e reduzir a ocorrência de potenciais catástrofes para a saúde.

O objetivo principal deste estudo era determinar e caraterizar os alergénios comuns encontrados utilizando o teste cutâneo por picada tanto na Malásia como nos Países Baixos. O objetivo secundário era comparar os alergénios entre dois países, que eram um país emergente em desenvolvimento na Ásia, como a Malásia, e um país desenvolvido na Europa, como os Países Baixos, com diferentes condições económicas, estilo de vida e clima.

Métodos e materiais

Trata-se de um estudo descritivo retrospetivo e transversal de base hospitalar realizado no Centro Médico da Universidade da Malásia (UMMC), na Malásia, e no Centro Médico da Universidade de Utrecht (UMCU), nos Países Baixos. Estes dois centros são centros terciários em ambos os países. A população do estudo incluiu doentes com antecedentes de atopia e/ou diagnosticados com quaisquer formas de alergia, principalmente alergia nasal, que foram encaminhados para o teste cutâneo de puntura.

Os doentes que estavam a tomar medicamentos anti-alérgicos passaram por um período de wash out adequado, de acordo com os tipos de medicamentos tomados. Posteriormente, o teste cutâneo de puntura foi efectuado pelo médico assistente, tendo sido excluídos os doentes com antecedentes de alergia grave (choque anafilático) ou doença cutânea persistente, como dermografismo, dermatite atópica e eczema.

Teste cutâneo de picada

Foi efectuado no aspeto flexor do antebraço, evitando o pulso e a fossa antecubital. O antebraço foi codificado com uma caneta marcadora para os alergénios a testar, espaçando os testes em cerca de 3 cm. Deposita-se uma gota do extrato na posição indicada. A pele foi então picada verticalmente através de cada gota, utilizando uma agulha de teste de picada normalizada (Stallepoint). A solução de extrato foi limpa com um lenço de papel. O resultado foi lido após 15 a 20 minutos.

Alergénios testados

Todos os doentes foram submetidos a um teste cutâneo de puntura (SPT) com pelo menos 10 extractos alergénicos regionais comuns. Foram realizados onze e doze extractos de alergénios regionais comuns na UMMC e na UMCU, respetivamente. Estes alergénios foram escolhidos de acordo com a prevalência de cada aeroalergénio em cada região (Quadro 1). A histamina e a solução salina normal foram utilizadas como controlos positivo e negativo, respetivamente. Os aeroalergénios testados foram classificados em aeroalergénios de interior ou de exterior e subdivididos em quatro grupos, conforme indicado no Quadro 1.

Quadro 1: Subdivisão e classificação dos aeroalergénios testados e as proporções de dados em falta para cada aeroalergénio em ambas as regiões

Ásia		Europa	
Testes aeroalergénicos	Não disponível dados, n(%)	Testes aeroalergénicos	Não disponível dados, n(%)
Ácaro do pó da casa		**Ácaro do pó da casa**	
Blomia sp. *	15 (14.7)	*Dermatophagoides farinae**	0 (0.0)
Dermatophagoides farinae *	0 (0.0)	*Dermatofagoides pteronyssinus**	0 (0.0)
*Dermatofagoides pteronyssinus**	0 (0.0)		
Fungos		**Fungos**	
Alternaria sp. f	0 (0.0)	Mistura de fungos 1*	1 (0.5)
Mistura *de* Aspergillus*	0 (0.0)	Mistura de fungos 2f	1 (0.5)
Cladosporium sp. *	0 (0.0)		
Penicillium mix*	0 (0.0)		
Mistura de levedura	0 (0.0)		
Pólens		**Pólens**	
Erva das Bermudasf	0 (0.0)	Pólen de grãof	0 (0.0)
		Erva das Bermudasf	0 (0.0)
		Pólen de ervas daninhasf	0 (0.0)
		Pólen sazonal de árvoresf	0 (0.0)
		Pólen arbóreo não sazonalf	1 (0.5)
Epidermes		**Epidermes**	
Pelo de gato*	1 (1.0)	Pelo de gato*	2 (1.1)
Pelo de cão*	30 (29.4)	Pelo de cão*	1 (0.5)

aeroalergénios de interior aeroalergénios de exterior

Definição de uma resposta positiva ao teste cutâneo

Para a análise dos dados do teste cutâneo por picada, considerou-se que uma resposta específica de um alergénio era positiva se houvesse eritema associado de 3 milímetros de diâmetro, mesmo com ou sem a presença de pápulas. Se existirem pápulas, as pápulas dos extractos de alergénios foram comparadas com as pápulas dos controlos, sendo o controlo positivo a histamina e o controlo negativo a solução salina.

A sensibilização deve ser considerada positiva assim que o diâmetro do extrato de alergénio for: superior ao diâmetro da pápula do controlo negativo (solução salina) em pelo menos 3 mm; e pelo menos igual a metade do diâmetro da pápula do controlo positivo (histamina).

O tamanho da pápula não indica a gravidade dos sintomas. Considerou-se que o doente tinha um teste cutâneo de puntura positivo em relação a um subgrupo diferente de aeroalergénios quando havia uma resposta positiva a pelo menos um dos aeroalergénios dessa categoria. Três doentes foram excluídos do estudo devido à resposta positiva ao controlo negativo.

Os dados sobre alergia de abril de 2007 a setembro de 2009 foram obtidos do Departamento de Otorrinolaringologia da UMMC e da UMCU. Os dados recolhidos incluíram dados demográficos (idade, sexo e raça) e os resultados dos testes cutâneos de punção foram introduzidos e analisados utilizando o software SPSS versão 16.0. Mais de 50% dos extractos de penas não estavam disponíveis. Por conseguinte, estes foram excluídos da análise. Os dados indisponíveis para outros alergénios foram tratados como dados em falta para cada caso. O teste do qui-quadrado foi utilizado para avaliar a associação entre variáveis categóricas e testar a associação univariada entre as caraterísticas demográficas e o teste cutâneo de puntura positivo. O nível de significância foi pré-estabelecido em 0,05.

Resultados

Tabela 2: Distribuição dos inquiridos por caraterísticas de base e respostas ao teste cutâneo de puntura (SPT) em ambas as regiões

Caraterística	Total		Teste cutâneo de picada (SPT)				valor de p
			Positivo		Negativo		
	n	%	n	%	n	%	
Todos inquiridos	284	100.0	161	56.7	123	43.3	
Género							
Feminino	141	49.6	78	48.4	63	51.2	0.643
Masculino	143	50.4	83	51.6	60	48.8	
Grupo etário							
0 a 4	0	0.0	0	0.0	0	0.0	< 0.001
5 a 14	27	9.5	24	14.9	3	2.4	
15 a 24	68	23.9	50	31.1	18	14.6	

25 a 34	55	19.4	30	18.6	25	20.3	
35 a 44	43	15.1	18	11.2	25	20.3	
45 a 54	37	13.0	18	11.2	19	15.4	
55 a 64	35	12.3	15	9.3	20	16.3	
65 a 74	15	5.3	5	3.1	10	8.1	
75 a 84	4	1.4	1	0.6	3	2.4	
Região de residência							
Ásia	102	35.9	86	53.4	16	13.0	< 0.001
Europa	182	64.1	75	46.6	107	87.0	

A Tabela 2 apresenta a distribuição dos inquiridos com idades compreendidas entre os 5 e os 84 anos, de acordo com os antecedentes demográficos e as respostas ao teste cutâneo de puntura (SPT). Do total da amostra (284 inquiridos), a maioria era europeia (64,1%) e apenas 35,9% eram asiáticos. No entanto, houve uma distribuição equitativa dos inquiridos em termos de género, com 50,4% de homens e 49,6% de mulheres. A maioria dos inquiridos tinha entre 15 e 44 anos de idade, com uma média de 36,17 ± 1,044 [S.E] (mediana 33,07).Cerca de 57% do total da amostra tem um teste cutâneo positivo, com os asiáticos a apresentarem uma maior proporção de respostas positivas (53,4%) em comparação com os europeus (46,6%). Mesmo entre os asiáticos (Figura 1), houve uma maior percentagem de inquiridos com resposta positiva, 84,3% (p<0,001). Em contraste, uma resposta negativa ao teste cutâneo de puntura (SPT) foi maior entre os inquiridos da Europa, com 87,0%. A Tabela 2 também mostra que houve uma diferença significativa (p<0,001) na resposta ao teste cutâneo de puntura entre os diferentes grupos etários, com uma resposta positiva mais elevada entre os adolescentes e os jovens adultos com idades compreendidas entre os 15 e os 24 anos (31,1% tiveram um teste cutâneo de puntura positivo). Não se registou uma diferença significativa na resposta ao teste cutâneo de puntura (SPT) entre ambos os sexos.

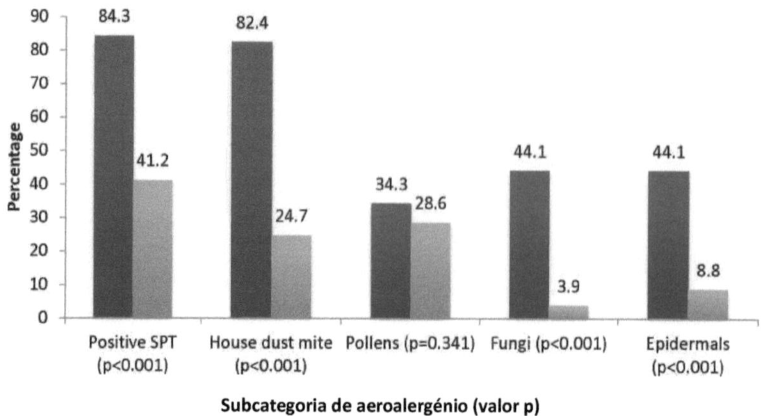

Figura 1: Distribuição da resposta positiva ao teste cutâneo de puntura (SPT) relativamente a diferentes subgrupos de aeroalergénios testados na população de ambas as regiões

Como mostra a Figura 1, os asiáticos apresentaram uma percentagem significativamente mais elevada (p<0,001) de resposta positiva à maioria dos subgrupos de aeroalergénios, especialmente aos ácaros do pó da casa (82,4%), em comparação com os europeus (41,2%). Pode observar-se um padrão semelhante na resposta do teste cutâneo de puntura (SPT) a cada um dos aeroalergénios, como se mostra no Quadro 3. Mais de metade (84,3%) da população asiática teve respostas positivas ao teste a um ou mais aeroalergénios e a prevalência mais elevada foi para os ácaros do pó da casa, 69% - 78% *(Dermatophagoides pteronyssinus, Dermatophagoides farinae* e *Blomia sp.)*, seguidos do pelo de gato (40,6%) e *Alternaria sp.* (38,2%).

Mesmo os europeus têm uma maior prevalência de resposta positiva ao subgrupo dos ácaros do pó da casa (24,7%) em comparação com os fungos e as epidermes, com 3,9% e 8,8%, respetivamente (p<0,001). No entanto, a prevalência do pólen de erva das Bermudas e do pólen de cereais (20,9%) na Europa foi mais ou menos a mesma que a do ácaro do pó da casa, 21% - 25% *(Dermatophagoides pteronyssinus* e *Dermatophagoides farinae)*. O aeroalergénio menos frequente, tanto na Ásia como na Europa, foi o pelo de cão (30,6% e 1,7%, respetivamente).

Uma resposta positiva a pelo menos um aeroalergénio de exterior foi ligeiramente mais comum do que uma resposta positiva ao teste de pelo menos um aeroalergénio de interior na Europa (30,2% vs 27,5%). Em comparação com a Ásia, observou-se o padrão inverso, em que uma resposta positiva ao teste a pelo menos um aeroalergénio de interior foi maior do que a um aeroalergénio de exterior (84,3% vs 41,2%). A resposta positiva ao teste cutâneo de puntura (SPT) em relação aos pólenes foi insignificante na população de ambas as regiões (Figura 1).

Quadro 3: Percentagens de respostas positivas ao teste cutâneo por picada (SPT) na população de ambas as regiões com idades compreendidas entre os 5 e os 84 anos

Testes aeroalergénicos	Respostas positivas ao teste cutâneo de puntura (SPT)	
	Ásia, n (%)	**Europa**, n (%)
Aeroalergénios de interior		
Ácaro do pó da casa		
Blomia sp.	60 (69.0)	-
Dermatophagoides farinae	79 (77.5)	38 (20.9)
Dermatophagoides pteronyssinus	80 (78.4)	45 (24.7)
Epidermes		
Pelo de gato	41 (40.6)	14 (7.8)
Pelo de cão	22 (30.6)	3 (1.7)
Fungos / Bolores		
Mistura de fungos 1	-	5 (2.8)
Aspergillus sp.	38 (37.3)	-
Mistura *de Penicillium*	37 (36.3)	-
Chladoosporium sp.	35 (34.3)	-
Pelo menos um aeroalergénio de interior	86 (84.3)	50 (27.5)

Aeroalérgeno exterior		
Pólens		
Bermudas	35 (34.3)	38 (20.9)
Pólen de grãos	-	38 (20.9)
Pólen de ervas daninhas	-	7 (3.8)
Pólen de árvores sazonal	-	22 (12.1)
Pólen de árvores não sazonal	-	24 (13.3)
Fungos / Bolores		
Alternaria sp.	39 (38.2)	-
Mistura de levedura	35 (34.3)	-
Mistura de fungos 2	-	4 (2.2)
Pelo menos um espaço exterior aeroalérgico	42 (41.2)	55 (30.2)
Pelo menos um interior ou exterior alergénio	86 (84.3)	74 (40.7)

Capítulo 2

Discussão

A exposição a alergénios é um fator desencadeante importante para o desenvolvimento da sensibilização alérgica e o teste cutâneo por picada é útil para detetar a sensibilização ao alergénio[40-42] . Na Ásia, pensava-se que a prevalência de doenças alérgicas, incluindo a alergia alimentar, era baixa[43] . Em contrapartida, este estudo demonstrou que a maioria dos asiáticos com antecedentes pessoais de atopia revelaram sensibilização alérgica positiva a pelo menos uma categoria ou subgrupo de aeroalergénios através do teste cutâneo de puntura (SPT), o que foi consistente com um estudo realizado na Tailândia .[44-45]

A resposta negativa à picada na pele foi mais elevada na Europa, embora a prevalência de alergias nasais pareça ser mais elevada na Europa Ocidental do que na Europa Oriental e no Sul e Centro da Ásia[46] . No entanto, o resultado do SPT pode variar entre 24,9 e 81,6%[47-49] , dependendo da diversidade das populações testadas no que respeita ao estilo de vida, urbano ou rural, e à mobilidade.

Os aeroalergénios são os alergénios sensibilizantes mais comuns, variando de zona para zona com diferentes condições geo-climáticas[50] . Os ácaros do pó doméstico (principalmente *Dermatophagoides pteronyssinus)* constituem o principal aeroalergénio sensibilizante tanto na Ásia como na Europa[51-52] . O resultado era esperado para a Ásia devido ao clima húmido e à temperatura moderada na maioria dos países[45,51,53] . Numa região com quatro estações, os ácaros do pó doméstico desenvolvem-se no verão e morrem durante o inverno. No entanto, continuarão a desenvolver-se mesmo nos meses mais frios numa casa quente e húmida .[53]

Embora nalguns países os aeroalergénios de interior sejam o principal fator desencadeante dos sintomas alérgicos nasais[54-55] , outros estudos demonstraram que os pólenes são os aeroalergénios com as taxas de sensibilização mais elevadas entre os europeus[56] . Neste estudo, os pólenes foram o segundo aeroalergénio mais prevalente a causar sensibilização na Europa. Embora os pólenes mais importantes que causam alergia sejam diferentes em cada área geográfica, o pólen de gramíneas teve a taxa mais elevada de sensibilização em ambas as regiões, que foi de cerca de 35% na Ásia e 21% na Europa. O mesmo valor foi encontrado num estudo alemão sobre o pólen de gramíneas (23,9%) .[58]

As taxas mais elevadas de sensibilização a fungos ou bolores foram encontradas em países tropicais como Singapura e Malásia[49-59] , salientando o papel de um fator climático. O grau mais elevado de sensibilização à Alternaria sp. foi encontrado na Ásia[49,60-61] , apoiando as conclusões de outros estudos. Este estudo também corroborou os factos da elevada prevalência de Aspergillus sp. e Penicillium sp. na Ásia[61] e a baixa taxa de sensibilização a bolores registada na Europa .[62]

Os alergénios do pelo de gato e de cão encontram-se em quase todas as casas, mesmo nas que não têm animais de estimação[63] . A taxa de sensibilização ao pelo de gato foi muito mais elevada do que ao pelo de cão[64-65] . Os gatos são mais susceptíveis de causar reacções alérgicas do que os cães porque se lambem sempre e passam mais tempo em casa perto dos seres humanos .[52]

Neste estudo, também se verificou uma associação significativa entre os diferentes grupos etários e a resposta positiva ao teste cutâneo por picada, com proporções mais elevadas entre os 15 e os 44 anos de idade, com picos na segunda década de vida entre os asiáticos e na terceira década de vida entre os europeus, o que corrobora os resultados do *NHANES II e III[61] . Neste estudo, também se observou uma correlação significativa entre a região de residência dos inquiridos e a resposta positiva ao teste cutâneo por picada.

Infelizmente, a correlação insignificante entre o sexo e as respostas positivas aos testes cutâneos neste estudo provou o contrário nos *NHANES II e III, com uma maior prevalência de respostas positivas aos testes cutâneos entre os indivíduos do sexo masculino em cada década de vida[61] . Isto deve-se ao facto de os indivíduos do sexo masculino terem níveis mais elevados de IgE sérica do que os indivíduos do sexo feminino em qualquer idade na população em geral[66] , mas é controverso se o sexo influencia a sensibilização principalmente através de uma via genética ou ambiental.

Conclusão

Verificaram-se diferenças significativas nas respostas ao teste cutâneo de puntura (SPT) relativamente a diferentes grupos de aeroalergénios em regiões com geoclima diverso. No entanto, os ácaros do pó da casa continuaram a ser o aeroalergénio mais comum que causa sensibilização alérgica.

Glossário * **NHANES** significa National Health and Nutrition Examination Survey (Inquérito Nacional sobre Saúde e Nutrição)
O National Health and Nutrition Examination Survey (NHANES) é um programa de estudos concebido para avaliar a saúde e o estado nutricional de adultos e crianças nos Estados Unidos. O inquérito é único na medida em que combina entrevistas e exames físicos. Todos os conjuntos de dados do NHANES utilizam amostras complexas, multiestágio, estratificadas e agrupadas de populações civis não institucionalizadas. Todos os ficheiros de cada estudo podem ser ligados entre si. O NHANES I (1971-1975) entrevistou uma amostra de 31.973 pessoas com idades compreendidas entre 1 e 74 anos. A amostra foi selecionada de modo a que determinados grupos populacionais considerados de alto risco de subnutrição (pessoas com baixos rendimentos, crianças em idade pré-escolar, mulheres em idade fértil e idosos) fossem objeto de uma amostragem excessiva com taxas predefinidas. O segundo National Health and Nutrition Examination Survey, NHANES II (1976-1980), foi concebido para continuar a medir e monitorizar o estado nutricional e a saúde da população dos Estados Unidos. Da amostra de 27.801 pessoas com idades compreendidas entre os 6 meses e os 74 anos, 25.286 pessoas foram entrevistadas e 20.322 foram simultaneamente entrevistadas e examinadas. O NHANES III (1988-1994) contém informações sobre uma amostra de 33.994 pessoas com idade igual ou superior a 2 meses.

-adaptado do Centro de Controlo e Prevenção de Doenças (CDC) através do seu sítio Web oficial.

Referências

1. Johansson SG, Bieber T, Dahl R, Friedmann PS, Lanier BQ, Lockey RF *et al*. Nomenclatura revista da alergia para uso global: Relatório do Comité de Revisão da Nomenclatura da Organização Mundial de Alergia, outubro de 2003. J Allergy Clin Immunol 2004; 113(5): 832-836.

2. Soegiarto G, Mai Shihah A et al. Sensibilização alérgica entre crianças em idade escolar e estudantes universitários de Surabaya. Organização Mundial de Alergia 2007: 646: 207.

3. Sibbald B, Rink E. Epidemiologia da rinite sazonal e perene: apresentação clínica e história médica. Thorax. 1991;46 (12):895- 901.

4. Guilbert TW, Morgan WJ, Zeiger RS, Bacharier LB, Boehmer SJ, Krawiec M *et al*. Caraterísticas atópicas de crianças com sibilância recorrente com elevado risco de desenvolvimento de asma infantil. J Allergy Clin Immunol 2004; 114(6): 1282-1287.

5. Johansson SG, Hourihane JO, Bousquet J, Bruijnzeel-Koomen C, Dreborg S, Haahtela T *et al*. Uma nomenclatura revista para a alergia. Uma declaração de posição da EAACI do grupo de trabalho da nomenclatura da EAACI. Allergy 2001; 56(9): 813-824.

6. Bousquet PJ, Chinn S, Janson C, Kogevinas M, Burney P, Jarvis D. Geographical variation in the prevalence of positive skin tests to

environmental aeroallergens in the European Community Respiratory Health Survey I. Allergy. 2007;62(3):301-9.

7. Arnedo-Pena A, Garcia-Marcos L, Garcia Hernandez G, Aguinagua Ontoso I, Gonzalez Diaz C, Morales Suarez-Varela M, et al. Tendências temporais e variações geográficas na prevalência de sintomas de rinite alérgica em crianças de 6-7 anos de idade de oito zonas de Espanha, de acordo com o ISAAC. An Pediatr (Barc). 2005; 62(3):229-36.

8. Sener O, Kim YK, Ceylan S, Ozanguc N, Yoo TJ. Comparação de testes cutâneos a aeroalergénios em Ancara e Seul. J Investig Clin Immunol. 2003:13(3): 202-8.

9. Truong C, Palme' AE, Felber F. Recent invasion of the mountain birch Betula pubescens ssp. tortuosa above the treeline due to climate change genetic and ecological study in northern Sweden. J Evol Biol. 2007; 20:369Y380.

10. Confalonieri U, Menne B, Akhtar R, Ebi M, Hauengue RS, Kovats B, et al. Saúde humana. In: Parry ML, Canziani OF, Palutikof JP, van derLinden   PJ, Hanson CE, eds. Alterações climáticas 2007: Impacts, Adaptation and Vulnerability (Impactos, Adaptação e Vulnerabilidade). Contribuição do Grupo de Trabalho II para o Quarto Relatório de Avaliação do Painel Intergovernamental sobre as Alterações Climáticas. Cambridge, Reino Unido: Universidade de Cambridge

Press; 2007:391Y431. Availableat: http://www.ipcc.ch/ipccreports/ar4-wg2.htm. Acedido em 19 de fevereiro de 2008.

11. Wayne P, Foster S, Connolly J, Bazzaz F, Epstein P. Production of allergenic pollen by ragweed (Ambrosia artemisiifolia L.) is increased in CO2-enriched atmospheres. Ann Allergy Asthma Immunol. 2002; 88:279Y282.

12. Garci'a-Mozo H, Gala'n C, Jato V, Belmonte J, Diaz de la Guardia C, Fernandez D, et al. Dinâmica da estação polínica de Quercus na Península Ibérica: resposta a parâmetros meteorológicos e possíveis consequências das alterações climáticas. Ann Agric Environ Med. 2006;13: 209Y224.

13. Beggs PJ, Bambrick HJ. Será o aumento global da asma um impacto precoce das alterações climáticas antropogénicas? Environ Health Perspect. 2005; 113:915Y919.

14. Williams R. Climate change blamed for rise in hay fever (Alterações climáticas responsáveis pelo aumento da febre dos fenos). Nature. 2005;434:105.

15. Gala'n C, Garci'a-Mozo H, Va'zquez L, Ruiz L, de la Guardia CD, Trigo MM. Necessidade de calor para o início da estação polínica de Olea

europaea L. em vários locais da Andaluzia e o efeito das futuras alterações climáticas previstas. Int J Biometeorol. 2005;49:184Y188.

16. Weryszko-Chmielewska E, Puc M, Piotrowska K. Effect of meteorological factors on Betula, Fraxinus and Quercus pollen concentrations in the atmosphere of Lublin and Szczecin, Poland. Ann Agric Environ Med. 2006;13:243Y249.

17. Puc M, Wolski T. Contagem de pólen de Betula e Populus e condições meteorológicas em Szczecin, Polónia. Ann Agric Environ Med. 2002;9:65Y69.

18. Laaidi K. Previsão de dias de elevado risco alergénico durante a polinização de Betula utilizando tipos de tempo. Int J Biometeorol. 2001;45:124Y132.

19. Gilmour MI, Jaakkola MS, London SJ, Nel AE, Rogers CA. How exposure to environmental tobacco smoke, outdoor air pollutants, and increased pollen burdens influences the incidence of asthma. Environ Health Perspect. 2006;114:627Y633.

20. Moorcroft PR, Pacala SW, Lewis MA. Potential role of natural enemies during tree range expansions following climate change. J Theor Biol. 2006;241:601Y616.

21. Ziska LH, Gebhard DE, Frenz DA, Faulkner S, Singer BD, Straka JG.

As cidades como precursoras das alterações climáticas : a tasneira comum,
urbanização e saúde pública. J Allergy Clin Immunol. 2003;111:290Y295.

22. Emberlin J, Detandt M, Gehrig R, Jaeger S, Nolard N, Rantio-Lehtima'ki A. Responses in the start of Betula (birch) pollen seasons to recent changes in spring temperatures across Europe. Int J Biometeorol. 2002;46:159Y170. Epub 2002 Jul 26 [Errata publicada em Int J Biometeorol. 2003;47:113Y115].

23. Peteet D. Sensitivity and rapidity of vegetational response to abrupt climate change. Proc Natl Acad Sci U S A. 2000;97:1359Y1361.

24. Stach A, Garci'a-Mozo H, Prieto-Baena JC, Czarnecka-Operacz M, Jenerowicz D, Silny W, et al. Prevalência da polinose por espécies de Artemisia na Polónia ocidental: impacto das alterações climáticas nas tendências aerobiológicas, 1995-2004. J Investig Allergol Clin Immunol. 2007;17:39Y47.

25. Breton MC, Garneau M, Fortier I, Guay F, Louis J. Relação entre clima, concentrações de pólen de Ambrosia e consultas médicas para rinite alérgica em Montreal 1994-2002. Sci Total Environ. 2006; 370:39Y50.

26. Schneiter D, Bernard B, Defila C, Gehrig R. Effect of climate changes on the phenology of plants and the presence of pollen in the air in Switzerland (Efeito das alterações climáticas na fenologia das plantas e

na presença de pólen no ar na Suíça). Allerg Immunol (Paris). 2002;34:113Y116.

27. Steinman H, Donson H, Kawalski M, Toerien A, Potter PC. Bronchial hyper-responsiveness in urban, periurban and rural South African children (Hiper-responsividade brônquica em crianças urbanas, periurbanas e rurais da África do Sul). Pediatr Allergy Immunol. 2003;14:383Y393.

28. van der Wal MF, Uitenbroek DG, Verhoeff AP. [Aumento da proporção de crianças do ensino básico com sintomas asmáticos nos Países Baixos, 1984/85-1994/95; uma revisão da literatura]. Ned Tijdschr Geneeskd 2000; 144(37): 1780-1785.

29. Downs SH, Marks GB, Sporik R, Belosouva EG, Car NG, Peat JK. Continued increase in the prevalence of asthma and atopy (Aumento contínuo da prevalência de asma e atopia). Arch Dis Child 2001; 84(1): 20-23.

30. Kuehni CE, Davis A, Brooke AM, Silverman M. A prevalência de todas as perturbações de sibilância em crianças muito jovens (pré-escolares) está a aumentar? Lancet 2001; 357(9271): 1821-1825.

31. Burney P. The changing prevalence of asthma? Thorax 2002; 57 Suppl 2: II36-II39.

32. Nelson HS. A importância dos alergénios no desenvolvimento da asma e na persistência dos sintomas. J All Clin Immunol 2000: 105: S628-32.

33. Warner et al. *Allergy practice worldwide: a report by the World Allergy Organisation Specialty and Training Council.* Int Arch Allergy Immunol. 2006;139(2):166-74.

34. Colégio Americano de Alergia, Asma e Imunologia. Allergy [online]. 2006 [cita 2009 agosto 22]. Disponível em URL: http://www.acaai.org/public/background/allergy.htm.

35. Rijcken B, Kerkhof M, de Graaf A, Boezen HM, Droste JHJ, Kremer AM. Europees luchtweg onderzoek Nederland. Groningen: Rijksuniversiteit Groningen; 1996. van Schayck CP, Smit HA. The prevalence of asthma in children: a reversing trend. Eur Respir J 2005; 26(4): 647-650.

36. Smit HA, van Schayck CP. [Mudanças recentes na prevalência da asma em crianças]. Ned Tijdschr Geneeskd 2006; 150(5): 233-236.

37. Downs SH, Marks GB, Sporik R, Belosouva EG, Car NG, Peat JK. Continued increase in the prevalence of asthma and atopy (Aumento contínuo da prevalência de asma e atopia). Arch Dis Child 2001; 84(1): 20-23.

38. Kuehni CE, Davis A, Brooke AM, Silverman M. A prevalência de todas as perturbações de sibilância em crianças muito jovens (pré-escolares) está a aumentar? Lancet 2001; 357(9271): 1821-1825.

39. Blanc PD, Trupin L, Eisner M, Earnest G, Katz PP, Israel L *et al.* The work impact of asthma and rhinitis: findings from a population-based survey. J Clin Epidemiol 2001; 54(6): 610-618.

40. Sampson HA. Utilidade das concentrações de IgE específicas dos alimentos na previsão de alergia alimentar sintomática. J Allergy Clin Immunol 2001;107:891-6.

41. Helen S, Skolnick HS, Conover-Walker MK, Koerner CB, Sampson HA, Burks W, et al. The natural history of peanut allergy (A história natural da alergia ao amendoim). J Allergy Clin Immunol 2001;107:367-74.

42. Hill DJ, Hosking CS, Reyes-Benito LV. Reduzir a necessidade de desafios a alergénios alimentares em crianças pequenas: uma comparação de testes in vitro com testes in vivo. Clin Exp Allergy 2001;31:1031-5.

43. Turkeltaub PC, Gergen PJ. The risk of adverse reactions from percutaneous prick puncture allergen skin testing, venipuncture, and body measurements: data from the second National Health and Nutrition Examination Survey 1976-80 (NHANESII). J All Clin Immunol 1989: 84: 886-90.

44. Variação mundial na prevalência de sintomas de asma, rinoconjuntivite alérgica e eczema atópico: ISAAC. Comité de Direção do Estudo Internacional de Asma e Alergias na Infância (ISAAC). Lancet 1998; 351:1225-1232.

45. Pumhirum P, Towiwat P, Mahakit P. Sensibilidade a aeroalergénios de doentes tailandeses com rinite alérgica. Asian Pac J Allergy Immunol 1997; 15(4): 183-5.

46. Arrigo C. Epidemiologia e economia do tratamento da alergia. Clinical and Experimental Allergy Reviews 2005; 5(1): 36-39

47. Ontiveros CR, Lopez SM, Cerino JR, et al. Aeroalergénios detectados por teste cutâneo de puntura em crianças com alergia respiratória (asma e rinite); do sul da Cidade do México. Alergia e Inmunol Pediatr 1995; 4(4):112-116.

48. Dottorini ML, Bruni B, Peccini F, et al. Reatividade do teste cutâneo de punção a

aeroalergénios e sintomas alérgicos numa população urbana do centro de Itália: um estudo longitudinal. Alergia Clínica e Experimental 2007;37:188-196.

49. Calabria, CW, Dice JP, Hagan LL. Prevalência de respostas positivas a testes cutâneos a 53 alergénios em doentes com sintomas de rinite. Allergy Asthma Proc 2007; 28:442-448.

50. Pawankar et al. Relatório sobre o estado da alergia no mundo em 2008: Allergy and Chronic Respiratory Diseases (Alergia e Doenças Respiratórias Crónicas). Jornal da Organização Mundial de Alergia 2008: 1: S5-7.

51. Yeoh SM, Kuo IC, Wang DY, Liam CK, Sam CK, De Bruyne JA, et al. Dermatophagoides pteronyssinus e Blomia tropicalis. Perfis de sensibilização de indivíduos da Malásia e de Singapura a alergénios. Int Arch Allergy Immunol. 2003;132:215Y220.

52. Alergénios transportados pelo ar. Instituto Nacional de Alergia e Doenças Infecciosas, NIH 2003; Publicação n.º 03-7045.

53. Arbes SJ Jr, Cohn RD, Yin M, et al. House dust mite allergen in US beds: results from the First National Survey of Lead and Allergens in Housing. J Allergy Clin Immunol. 2003; 111:408-14.

54. Rabito FA, Iqbal S, Holt E, Grimsley LF, Islam TM, Scott SK. Prevalence of indoor allergen exposures among New Orleans children with asthma (Prevalência de exposição a alergénios em recintos

fechados entre crianças com asma de Nova Orleães). J Urban Health. 2007;84(6):782-92.

55. Custovic A, Taggart SC, Woodcock A. Ácaro do pó da casa e alergénio de gato em diferentes ambientes interiores. Clin Exp Allergy. 1994;24(12):1164-8.

56. Solomon WR, Platts-Mills TAE. Aerobiologia e alergénios inalantes. In: Middleton E, Reed ChE, Ellis EF, Adkinson NF, editores. Allergy Principles and Practice. EUA: Mosby, 1998: 367-403.

57. Kuehr J, Karmaus W, Frischer T, et al. Longitudinal variability of skin prick test results. Clinical and experimental allergy 1992; 22:839-844.

58. Kidon MI, See Y, Goh A, et al. Sensibilização a aeroalergénios na rinite alérgica pediátrica em Singapura: Será o ar condicionado um fator nos trópicos? Pediatric Allergy and Immunology 2004; 15:340-343.

59. Wan Ishlah L, Gendeh BS. Reatividade do teste cutâneo de puntura a pólenes e bolores comuns transportados pelo ar em doentes com rinite alérgica. Med J Malaysia 2005; 60:194-200.

60. Taksey J, Craig TJ. Resultados dos testes de alergia de uma população rural e de uma pequena cidade comparados com os de uma população urbana. J Am Osteopath Assoc 2001; 101(5 Suppl):S4-7.

61. Arbes SJ Jr, Gergen PJ, Elliott L, Zeldin DC. Prevalences of positive skin test responses to 10 common allergens in the US population: results

from the third National Health and Nutrition Examination Survey. J Allergy Clin Immunol 2005; 116:377-383.

62. Bavbek S, Erkekol FO, Ceter T, et al. Sensibilização a Alternaria e Cladosporium em doentes com alergia respiratória e contagens exteriores de esporos de bolores na atmosfera de Ancara, Turquia. J Asthma 2006; 43:421426.

63. Bierman C.W. Controlo ambiental da asma. Medscape Medicina Geral 1999; 1(3).

64. Hon KLE, Leung TF, Ching G, et ak. Padrões de sensibilização a alimentos e aeroalergénios no eczema infantil. Ata Paediatrica 2008; 97(12): 1734-1737.

65. Hon KLE, Leung TF, Lam MCA, et al. Que aeroalergénios estão associados à gravidade do eczema? Clinical and Experimental Dermatology 2007; 32(4): 401-404.

66. Barbee RA, Halonen M, Lebowitz M, Burrows B. Distribution of IgE in a community population sample: correlations with age, sex, and allergen skin test reactivity. J Allergy Clin Immunol 1981;68:106-11.

67. Robert Chobot. A importância das reacções ao tabaco em crianças alérgicas. J Allergy 6(4), maio de 1935, 383-386.

Apêndice

Como foi efectuado um teste cutâneo por picada no Centro Médico da Universidade da Malásia?

O teste foi efectuado no aspeto flexor do antebraço, evitando o pulso e a fossa antecubital. O antebraço foi codificado com uma caneta marcadora para os alergénios a testar, espaçando os testes em cerca de 3 cm. Deposita-se uma gota do extrato na posição indicada. A pele foi então picada verticalmente através de cada gota, utilizando uma agulha de teste de picada normalizada (Stallepoint). A solução de extrato foi limpa com um papel absorvente. O resultado foi lido após 15 a 20 minutos.

Placa 1: O antebraço foi codificado com um marcador para os alergénios

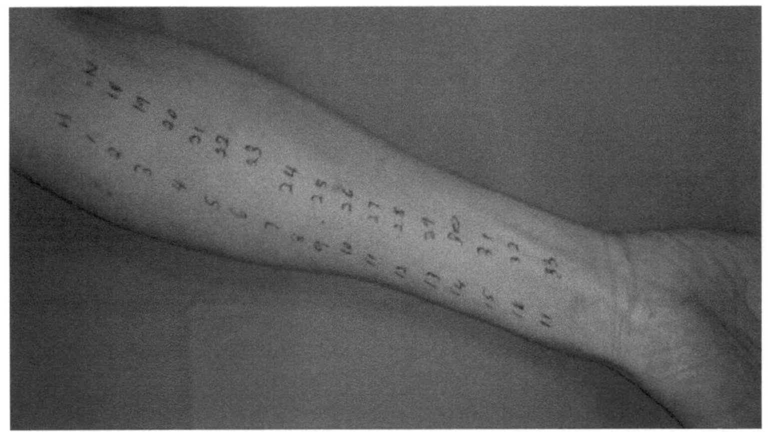

Placa 2: Depositar uma gota do extrato na posição indicada.

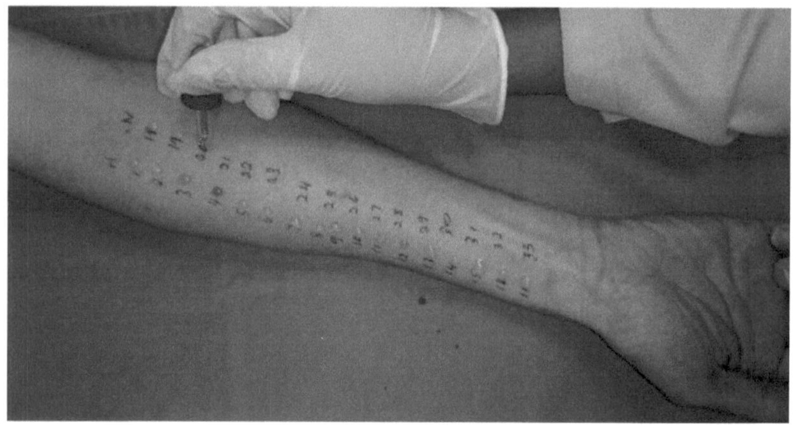

Placa 3: A pele foi então picada verticalmente através de cada gota, utilizando uma agulha de teste de picada normalizada (Stallepoint).

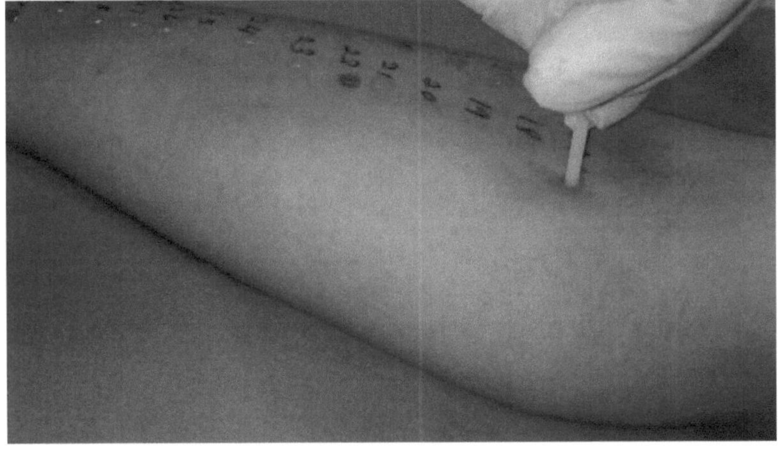

Placa 4: A solução de extrato foi limpa com um papel absorvente.

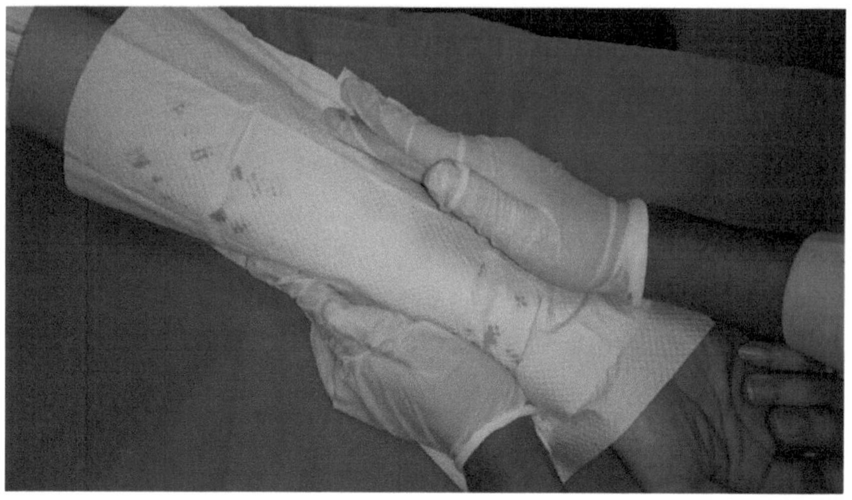

Placa 5: O resultado foi lido após 15 a 20
minutos.

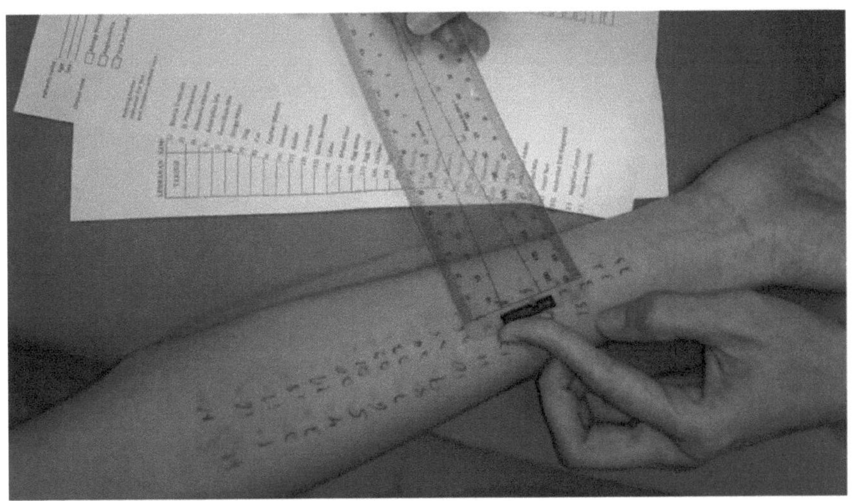

Placa 6: Um formulário de pedido de teste cutâneo por picada e uma lista de alergénios foram testados (leitura em milímetros).

FORMULÁRIO DE PEDIDO DE TESTE CUTÂNEO POR PICADA

Nome dos doentes: _____________ MRN : _____________ Ala : _____________

Idade : _____________
Sexo : _____________
Internamento: _____________
Ambulatório: _____________

nota clínica | [Rinite alérgica   [Asma   [Conjuntivite alérgica _______ |Problema de <u>ouvido</u>
| Angioedema   [Urticária   [Eczema ___ ||História familiar
| Sensibilidade alimentar |Diaforreia   [Vómitos|Dor abdominal / Cólicas
|_ [Outros

Médico de referência:
Indicação para o teste:
Anti-histamínico retido desde : .... //- ....

Alergénio	Tamanho do silo	Eritema
1) Blomia Tropicalis	1	11
2) D. Pteronyssinus	1	11
3) Altenaria Suplente	1	11
4) Mistura de Aspergillus	1	11
5) Mistura de Penicillium	1	11
6) Ácaros de Stroge	1	11
7) Cão	1	11
8) Gato	1	11
9) Mistura de penas	1	11
10) Hamster	1	11
11) Coelho	1	11
12) Barata	1	1 1
13) Bermuda de relva	1	11
14) Látex	1	11
15) Farinha de trigo	1	11
16) Clara de ovo	1	11
17) Gema de ovo	1	1 1
18) Galinha	1	1 1
19) Soja	1	11
20) Caranguejo	1	11
21) Camarão	1	11
22) Cacau	1	1 1
23) Amendoim	1	1 1
24) Ostra	1	11
25) Atum	1	11
26) D. Farinae	1	1 1
27) Sésamo	1	1 1
28) Amêndoa	1	1 1
29) Noz	1 -	11
30) Mosquito Aedes	1	1 . 1
31) Mistura de cereais	1	11
32) Noz de avelã	1..	11
33) Ambroise Elat Regweed	1	11

1) Controlo negativo

2) Controlo positivo

Placa 7: Os alergénios foram mantidos em células
sistemáticas e numeradas

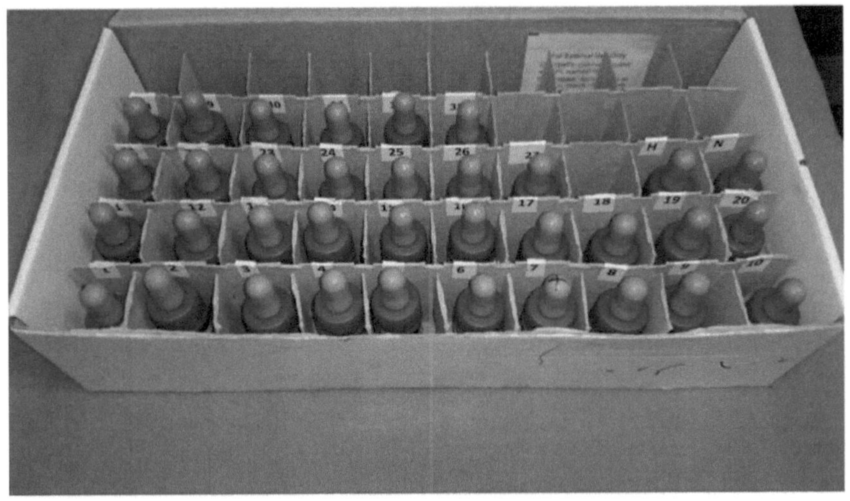

Placa 8: Amostra de um alergénio

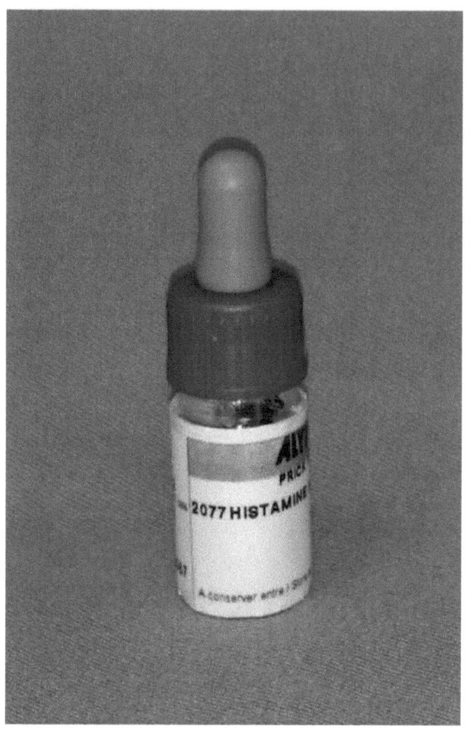

Placa 9: Foi utilizada uma régua transparente na avaliação das respostas.

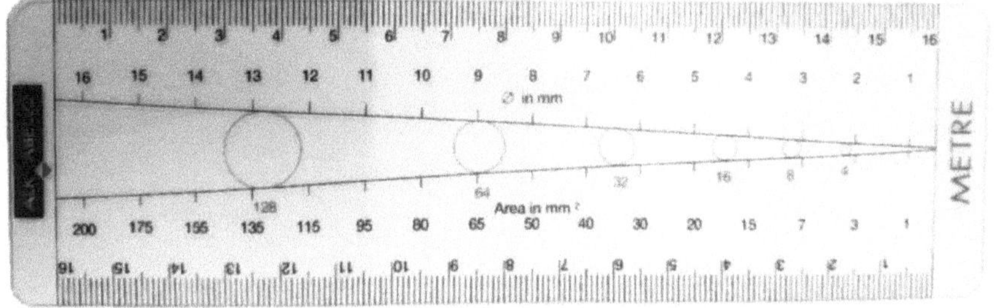

Placa 10: As agulhas usadas do teste de punção foram
deitadas numa placa de rim.

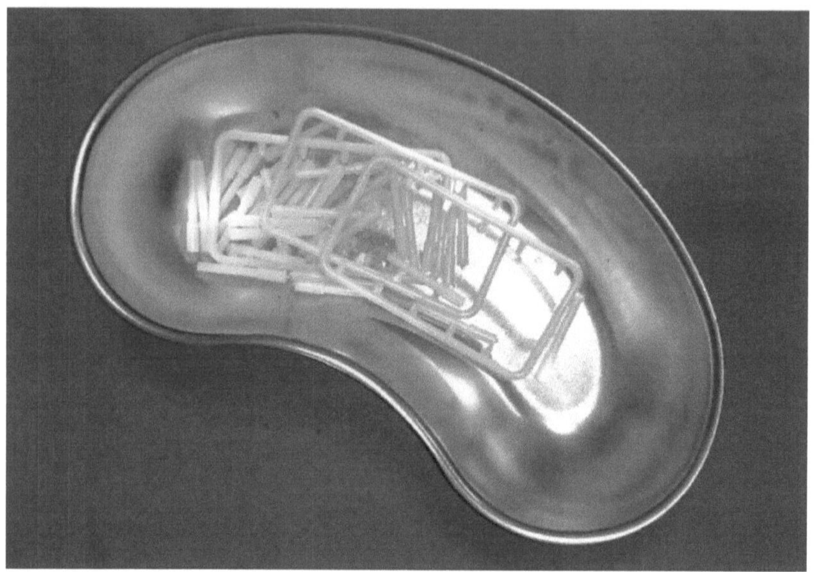

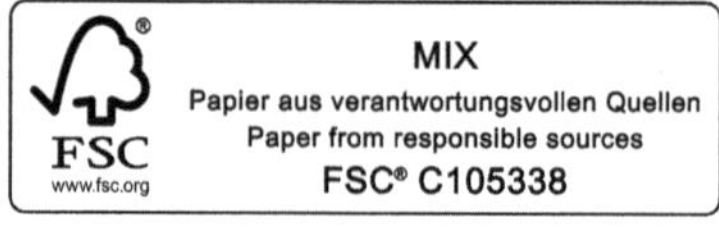

FSC
www.fsc.org
MIX
Papier aus verantwortungsvollen Quellen
Paper from responsible sources
FSC® C105338